Inka Jochum

Das **Augen**Heilbuch

Wäre nicht das Auge Sonnenkraft
Die Sonne könnt es nie erblicken
Läg nicht in uns des Gottes eigne Kraft
Wie könnt uns Göttliches entzücken

Johann Wolfgang von Goethe

Inka Jochum

Das **Augen**Heilbuch

Mit Leichtigkeit
Sehstörungen vermeiden und korrigieren

nymphenburger

Dieses Buch widme ich meinem Lehrer Meister Zhi Chang Li in Dankbarkeit, Ella Lukas, die mir ein Beispiel für den Erfolg von täglichem Üben ist, Sabine Jaenicke, ohne deren unermüdlichen Einsatz sich dieses Buch niemals hätte materialisieren können, und Hella Schmidt, zu deren Geburtstag ich dadurch nicht kommen konnte.

Besuchen Sie uns im Internet unter www.nymphenburger-verlag.de

1. Auflage 2002
2. Auflage 2003
3. Auflage 2004
4. Auflage 2007

Schutzumschlag: Wolfgang Heinzel
Schutzumschlagmotiv: Premium, Düsseldorf
Zeichnungen: Nicolai Holzach, München
Satz: Walter Typografie & Grafik GmbH, Würzburg
Gesetzt aus: 10/14 Optima
Druck und Binden: Offizin Andersen Nexö, Leipzig
Printed in Germany
ISBN 978-3-485-00925-6

Inhalt

Einführung

Die Augen sind eines unserer kleineren Organe, doch von ihrer Bedeutung her eines unserer wichtigsten. Augen sind „Fenster zur Welt" und „Spiegel der Seele", verbinden unsere optischen Eindrücke mit emotionalen Begebenheiten.

In der asiatischen Philosophie geht man davon aus, dass mangelndes Sehvermögen meist durch eine Blockade entsteht oder ein Zuviel oder Zuwenig an Energiefluss bzw. eine Unausgeglichenheit von Yin und Yang bedeutet. Qi Gong ist eine Methode, mit der man diese Energie ausgleichen und mit der man durch regelmäßiges Üben große Verbesserungen herbeiführen kann.

Mit Qi Gong Energieblockaden lösen

Qi Gong ist eine jahrtausendealte Tradition, die Übungen aus dem daoistischen und aus dem buddhistischen Kontext und aus der Zeit Konfuzius' beinhaltet. Deshalb gibt es verschiedenartige Qi-Gong-Traditionen. Der hier im Buch vorgestellte Kleine Energiekreislauf und das Augen-Qi-Gong kommen aus der daoistischen Qi-Gong-Tradition. Sie gehören zum so genannten Stillen Qi Gong. Es wird einer feinstofflicheren Form des Qi Gong zugeordnet, da es hauptsächlich auf Willenskraft und Vorstellungskraft basiert.

Um Ihre Sehkraft zu stärken und Sehstörungen zu korrigieren, ist es wichtig, dass Sie zunächst Ihre vielleicht anfänglich vorhandene Hemmschwelle überwinden und täglich sanft, ruhig und regelmäßig üben. Den Erfolg konnte ich bei meiner Freundin Ella Lukas miterleben, die auf diese Weise nach drei Jahren von 5,4 Dioptrien auf dem rechten Auge und 4,8 Dioptrien auf dem linken Auge wieder ohne Brille sehen konnte. Dies inspirierte mich, das Augen-Qi-Gong selbst in Kursen anzubieten, und ich war immer wieder erstaunt zu sehen, in welch kurzer Zeit Erfolge spürbar und sichtbar wurden.

Tägliches Üben bringt Erfolg

Qi Gong hat im täglichen Leben in China einen festen Platz. Mit Qi beschreibt man im Allgemeinen die Lebensenergie, Gong bedeutet die Arbeit bzw. Methode. Bei Sonnenaufgang treffen sich regelmäßig Tausende von Menschen in Parks und versuchen, durch äußeres sanftes Bewegen innere Harmonie und Gleichgewicht zu erreichen.

Das hier vorgestellte Stille Qi Gong basiert auf Meister Zhi Chang Li. Bereits als Sechsjähriger lernte er von seinem Großvater Qi Gong, Kung Fu und Tai Chi Chuan. Sein Großvater hatte eine der größten Apotheken in Hohahot und führte ihn früh in die Geheimnisse der chinesischen Medizin ein. Meister Li arbeitete einundzwanzig Jahre als Akupunkturarzt und Qi-Gong-Heiler in einem Krankenhaus in Beijing und kam 1988 nach Deutschland. Seitdem unterrichtet er das Stille Qi Gong, überträgt es und ent-

wickelt es weiter. Das Augen-Qi-Gong ist ein wichtiger Bestandteil seiner Lehrmethode.
Seine Übungen werden fast alle im Sitzen durchgeführt, sodass keine besondere Gelenkigkeit erforderlich ist. Jeder kann sofort mit dem Üben beginnen.

Loslassen und Entspannen

Qi Gong ist kein Kraftakt, sondern eine sanfte, tiefen inneren Frieden erzeugende Methode. Durch Loslassen und Entspannen und „Tun im Nichtstun" können Sie hier viel erreichen. Von außen wird kaum einer wahrnehmen, ob Sie „faul" dasitzen oder Qi Gong üben. Etwas salopp ausgedrückt: Stellen Sie sich etwas vor beim „faul Dasitzen" und schon üben Sie Stilles Qi Gong.
Das Stille Qi Gong besticht immer wieder durch seine einfachen und klaren Übungen, die mit der Vorstellungskraft ausgeführt werden. Um eine Verbesserung an den Augen herbeizuführen, spielt die körperliche und geistige Entspannung eine große Rolle, denn nur dadurch entsteht der Fluss der Energien im gesamten Körper.
Der Mensch ist durch Energiebahnen mit dem Kosmos verbunden. Sind diese Energiebahnen ohne Blockaden und durchlässig, ist der Mensch gesund.
Durch das Üben des Stillen Qi Gong wird der gesamte Energiehaushalt angehoben, das Immunsystem gestärkt und dadurch auch die Voraussetzungen für besseres Sehen geschaffen. Qi Gong ist immer eine Arbeit am gesamten Menschen, wobei

jedoch beim Augen-Qi-Gong auch ganz gezielt der Bereich um das Auge, an dem wichtige Energiepunkte liegen, vitalisiert und in Fluss gebracht wird.

Qi Gong ist eine Arbeit am gesamten Menschen

Den besten Erfolg erzielen Sie deshalb, wenn Sie Qi Gong als Einheit üben: Zuerst den Qi-Gong-Zustand einnehmen, d.h. zu geistiger und körperlicher Ruhe im aufrechten Sitzen gelangen, dann das Energiepotenzial anheben durch das Üben des Kleinen Energiekreislaufes, um dann gezielt das Augen-Qi-Gong durch taktiles Berühren und Energieabgabe durchzuführen.

Zum Abschluss finden Sie auch noch Tipps, die Sie tagsüber zwischendurch machen können, zum Beispiel am Computer oder beim Autofahren, um Ihren Augen immer wieder ein bisschen Erholung zu gönnen.

Jing, Qi, Shen – die drei Kostbarkeiten

Mit Qi bezeichnet der chinesische Kulturkreis u.a. die dynamische Antriebskraft für alle physiologischen Funktionen und Lebensvorgänge im Kosmos, im Menschen, im Tierreich und im Pflanzenreich. Qi ist vitale Energie und Shen, Geist, Jing wird als „Essenz" übersetzt. Diese drei Kostbarkeiten existieren in allen lebendigen Dingen. Sie sind die Basis für Entwicklung und Transformation des Lebens im menschlichen Körper. Zusammen mit Yin und Yang, den fünf Elementen und den Energiebahnen sind sie sozusagen das Herzstück in der Traditionellen Chinesischen Medizin.

Das Herzstück der chinesischen Medizin

Qi Gong übt im Besonderen mit Jing, Qi und Shen, um Krankheiten auszuschließen, es kräftigt den Körper, veranlasst Intelligenz und verlängert das Leben.

Qi linear zu beschreiben, wie wir das im Westen zu tun pflegen, ist bereits von dem chinesischen Zeichen für Qi aus gesehen unmöglich. Im japanischen Kulturkreis wird es mit Ki umschrieben und im indischen Kulturkreis als Prana. Im gesamten asiatischen Kulturkreis ist also die Vorstellung eines Energiesystems mit dem Fluss von Energie (in China Qi mit dem Meridiansystem; in Japan Ki mit Kairaku und in Indien Prana mit dem System der Nadis) die Grundlage des traditionellen Medizinsystems.

Da diese Energiebahnen wissenschaftlich durch ihre feinstoffliche Qualität noch nicht nachzuweisen sind, sind sie noch nicht vollends anerkannt. Jedoch wird Akupunktur, die auch auf dem Meridiansystem begründet ist, besonders bei Allergien gegen Narkotika an vielen Universitätskliniken im Westen bereits eingesetzt.

Qi vermehren durch die Vorstellungskraft

Qi ist Leben, Qi ist überall, Qi nimmt man mit jedem Atemzug auf, ebenso mit der Nahrung. Wir erhalten Qi als Anlage von unseren Eltern, auch der Ort, an dem wir geboren sind, bestimmt unser Qi. Durch das Üben mit der Vorstellungskraft kann man Qi vermehren.

Himmel, Erde und Mensch bilden eine Einheit. Der Mensch kann die Yang-Energie des Himmels und die Yin-Energie der Erde in sich aufnehmen und verbinden. Der Hauptenergiespeicher ist das Untere Dan-Tien, das „Gehirn im Bauch“, es liegt ganz in der Nähe Ihres Schambeins – also sehr tief. Das Mittlere Dan-Tien befindet sich auf dem Brustbein in Brustwarzenhöhe und ist für unsere Gefühlswelt zuständig. Das Obere Dan-Tien ist zwischen den Augenbrauen angesiedelt, wird auch als Drittes Auge bezeichnet und ist als geistiges Zentrum von immenser Bedeutung.

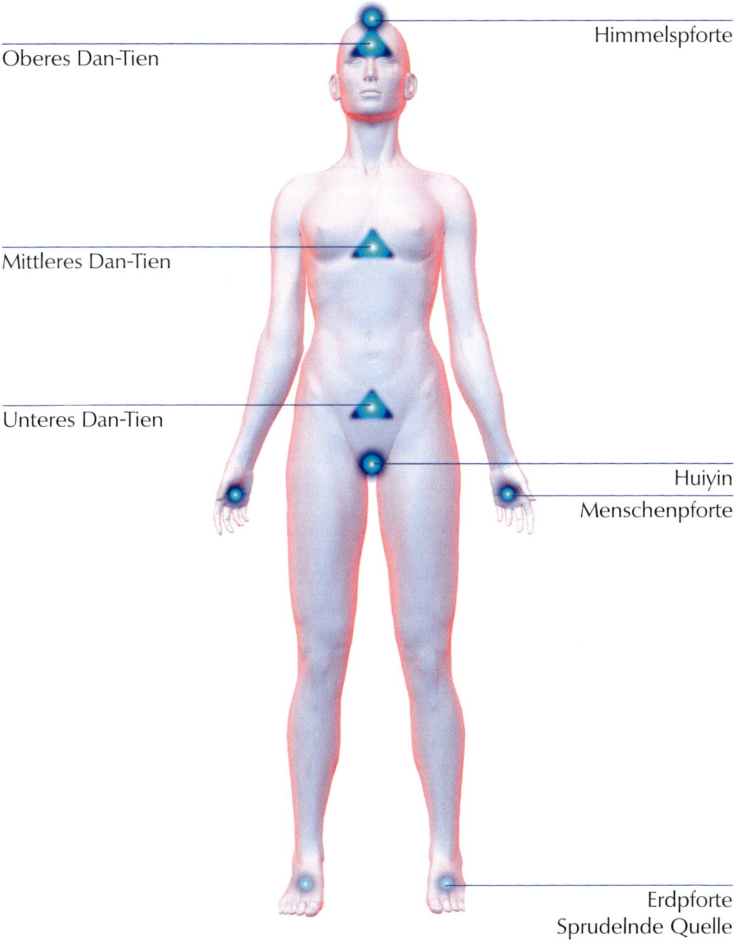
Himmelspforte
Oberes Dan-Tien
Mittleres Dan-Tien
Unteres Dan-Tien
Huiyin
Menschenpforte
Erdpforte
Sprudelnde Quelle

Der Mensch gibt ständig verbrauchte Energie ab und nimmt frisches Qi auf. Besonders wichtig hierfür sind drei Pforten: die Erdpforte, die Menschenpforte und die Himmelspforte. Die Erdpforte befindet sich in der Fußmitte unter dem Ballen, die Menschenpforte in der Handmitte und die Himmelspforte auf der Mitte der Schädeldecke (Scheitelpunkt oder Kronenchakra). Und noch ein weiterer Punkt ist sehr wichtig, der Hui-Yin-Punkt, der Dammpunkt, der die Erdpforte über den Zentralkanal mit der Himmelspforte verbindet.

Die Energiepforten des Menschen

Qi Gong ist eine ganzheitliche Methode, um das Qi im Körper zu harmonisieren. Krankheit im Sinne des Qi Gong ist entweder ein Zuwenig oder ein Zuviel von Energiefluss in den Energiebahnen. Somit ist jedes Qi-Gong-Üben immer auch ein Verbessern und Aktivieren des inneren Heilungsprozesses. Nach langem, intensivem Üben kann sich die Fähigkeit entwickeln, die Energie dahin zu lenken, wo sie gebraucht wird.

Die Voraussetzung zum Qi-Gong-Üben ist der Qi-Gong-Zustand, d.h. Ruhe und Stille, Heiterkeit und Gelassenheit. Lächeln Sie also mindestens sieben Mal täglich, stellen Sie sich immer wieder vor, alle Poren lächeln wie kleine Sonnen (84.000), Ihre Gelenke lächeln, Ihre Organe lächeln, Ihr Unteres Dan-Tien lächelt, Ihr Mittleres Dan-Tien lächelt, Ihr Oberes Dan-Tien lächelt, Ihr Lächeln verbindet sich mit liebevoller Energie, verbreitet sich in Ihrem Raum, wächst darüber hinaus über Dorf, Stadt, Land, bis über den Rand des Kosmos hinaus.

Qi fließt in Energiebahnen durch den Körper

Das Qi fließt in Energiebahnen (Meridianen) im menschlichen Körper. Das Stille Qi Gong basiert, wie bereits erwähnt, auf dem chinesischen Meridiansystem, das auch in der Akupunktur benutzt wird. In der Akupunktur werden Blockaden durch Setzen der Nadeln an Energiepunkten gelöst. Im Stillen Qi Gong wird das Lösen der Blockaden durch Anregung des Qi-Flusses mittels Vorstellungskraft bewirkt.

Auf der vorderen Körperseite verläuft die Bahn des Yin-Meridians (Ren Mai), Dienergefäß. Am Rücken entlang der Wirbelsäule die des Yang-Meridians (Du Mai), Lenkergefäß. Sie werden auch Königslinien genannt, sind von immenser Bedeutung und verbinden Yin und Yang.

Durch unseren Körper fließen sechs Meridian-Paare, bzw. zwölf Meridiane sowie acht Sondermeridiane.

In beiden Armen verlaufen auf der Innenseite jeweils drei Yin-Meridiane und auf der Außenseite drei Yang-Meridiane. Ebenso in den Beinen verlaufen an der Innenseite drei Yin-Meridiane, auf der Außenseite drei Yang-Meridiane.

Yin- und Yang-Meridiane

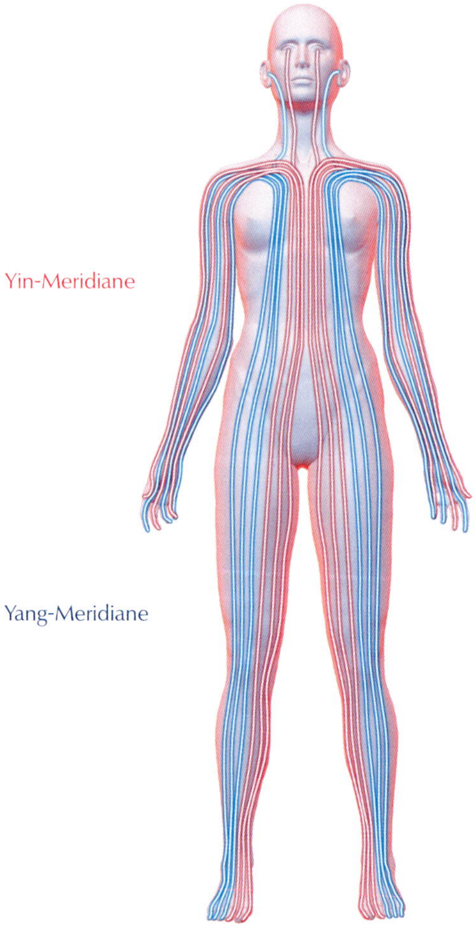

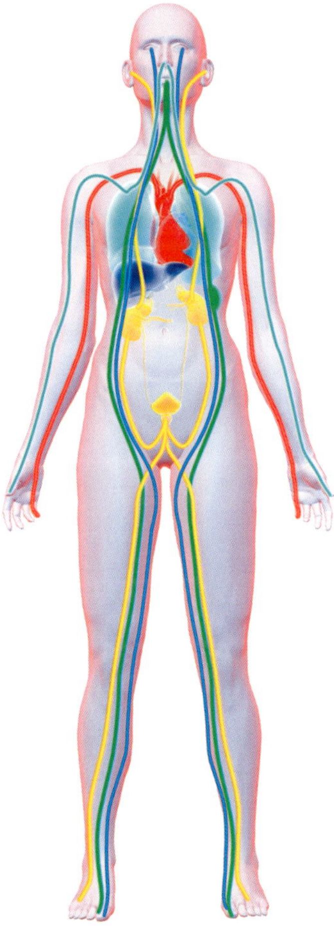

Das Gesamtmeridian-System des Menschen im Überblick

Die Meridiane enden in den Fingerspitzen,
neben dem Nagelbett.

Daumen	Yin-Meridian	Lunge
Zeigefinger	Yang-Meridian	Dickdarm
Mittelfinger	Meister des Herzens, Yin-Meridian	Koronargefäße des Herzens
Ringfinger	Dreifacherwärmer	Oberer Bereich des Körpers Unterer Bereich des Körpers
Kleiner Finger	Yin-Meridian	Herz
Kleiner Finger	Yang-Meridian	Dünndarm

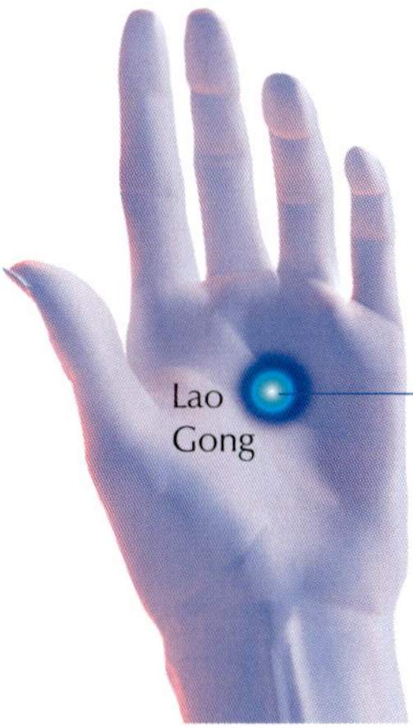
Lao
Gong
Menschen-
pforte

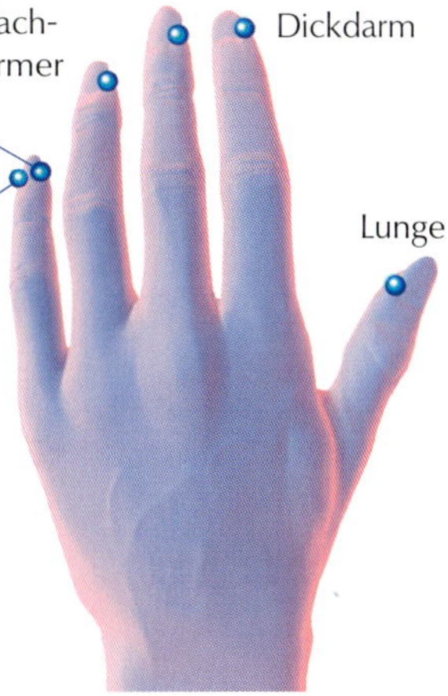
Meister des
Herzens
Dreifach-
erwärmer
Dickdarm
Herz
Dünndarm
Lunge

Auch in den Füßen enden Meridiane.

Große Zehe	Yin-Meridian	Milz
Große Zehe	Yin-Meridian	Leber
Zweite Zehe	Yang-Meridian	Magen
Vierte Zehe	Yang-Meridian	Gallenblase
Kleine Zehe	Yang-Meridian	Blase
Fußmitte	Yin-Meridian	Niere

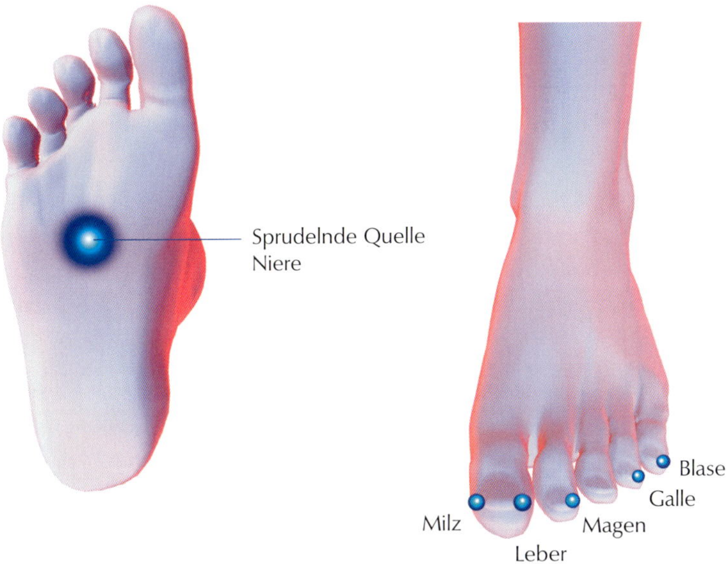
Sprudelnde Quelle
Niere
Blase
Galle
Milz
Magen
Leber

Auch die Augen sind in dieses komplexe System eingebunden. Im Augenbereich gibt es acht Energiepunkte, die mit den Meridianen verbunden sind.

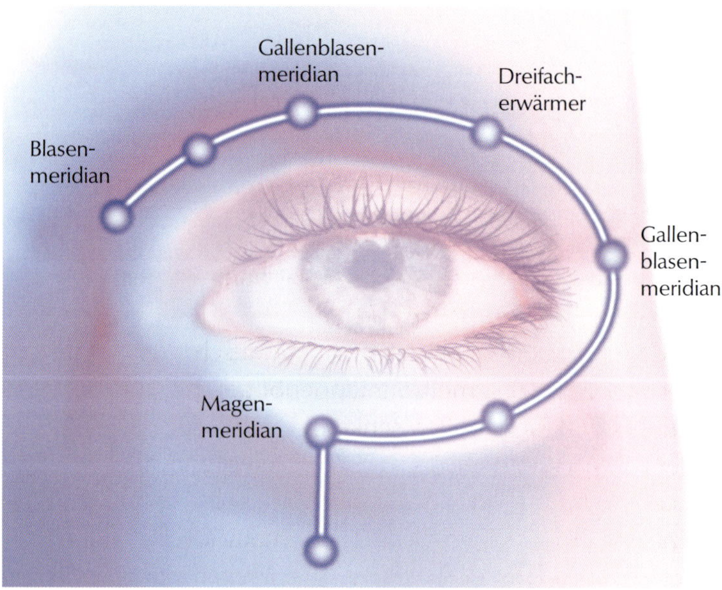

Der Atem

Im Allgemeinen kennen wir:

1. Lungenatmung
2. Bauchatmung
3. Gegenbauchatmung
4. Körperatmung

Die Gegenbauchatmung und Körperatmung ist nur im asiatischen Kulturkreis bekannt.
Die Lungenatmung bedeutet den Austausch von Sauerstoff, wobei sich beim Einatmen die Rippenbögen heben und beim Ausatmen die Rippenbögen senken.
Bei der Bauchatmung weitet sich die Bauchdecke sowie der Bereich im unteren Rücken beim Einatmen und zieht sich leicht zusammen beim Ausatmen. Die Atemdruckwelle breitet sich vom Dammpunkt über ein Weiten der Bauchdecke und des unteren Rückens, einem Heben der Rippenbögen bis zum Heben des Schlüsselbeins nach oben aus. Beim Ausatmen senkt sich das Schlüsselbein und die Rippenbögen, die Bauchdecke und der untere Rücken gehen nach innen.

Die Bauchatmung ist die Basis des Qi-Gong-Übens

Die Gegenbauchatmung sollte man nicht forciert üben, sie entsteht nach langem Qi-Gong-Üben von selbst, d.h. die Atemdruckwelle verläuft in die entgegengesetzte Richtung. Beim Einatmen wird der Unterbauch und der untere Rücken wie durch einen Sog leicht nach innen gezogen.

Frisches Qi vom Rand des Universums

Die Körperatmung basiert auf der Bauch- oder Gegenbauchatmung zusätzlich mit der Vorstellung, bei jedem Atemzug durch alle Poren frisches Qi vom Rand des Universums aufzunehmen.

Übung für die Bauchatmung

Diese Übung kann im Sitzen oder auch im Liegen durchgeführt werden.

Legen Sie beide Hände auf den Unterbauch (sehr tief), beide Daumen berühren sich fast unterhalb des Nabels.

Atmen Sie sanft durch die Nase ein und aus.

Spüren Sie, wie sich beim Einatmen Ihre Bauchdecke in Richtung Handflächen ausdehnt.

Spüren Sie auch, wie sie beim Ausatmen leicht nachlässt.

Zählen Sie bei langsamem regelmäßigen Wiederholen der Bauchatmung bis einundzwanzig und wieder von einundzwanzig rückwärts bis eins.

Eine kleine Abwandlung

Legen Sie eine Hand auf das Untere Dan-Tien, d.h. kleiner Finger am Schambein, und die andere Hand am Rücken gegenüber und spüren Sie beim Einatmen, wie der Ballon des Atems sich in Ihre Hände weitet und beim Ausatmen die Bewegung nachlässt.

Die Bauchatmung ist die Basis beim Qi-Gong-Üben. Während der Qi-Gong-Übungen wird die Atmung nicht besonders beachtet, da dann die gesamte Aufmerksamkeit für die Vorstellungskraft benötigt wird. Ihre Atmung wird durch regelmäßiges Qi-Gong-Üben verbessert.

Qi-Gong-Üben verbessert die Atmung

Der Kleine Energiekreislauf

Der Kleine Energiekreislauf ist eine der grundlegenden daoistischen Übungen. Es gibt Qi-Gong-Traditionen in China, in denen man „nur" den Kleinen Energiekreislauf täglich übt, um Gesundheit und auch die Meisterschaft der Wahrnehmung des Qi-Flusses in den Energiebahnen zu erlangen. Dies verdeutlicht, wie wichtig diese Übung ist.

Gesundheit durch den Qi-Fluss in den Energiebahnen

Der Kleine Energiekreislauf verbindet die im vorigen Kapitel erwähnten großen Königslinien: den auf der Rückseite verlaufenden Yang-Meridian Du Mai mit dem auf der Vorderseite befindlichen Yin-Meridian Ren Mai.

Zu Beginn des Übens stellen wir uns an der Außenseite der Hautoberfläche einen kleinen Pfad vor, der die neun Punkte des Kleinen Energiekreislaufs verbindet. Mit längerem Üben wird dieser Pfad zu einer Straße und dann zu einer Autobahn. Erst verbreitet er sich nach außen, mit weiterem Üben auch nach innen, die Wahrnehmung vertieft sich. Oft wird die Verbindung der neun Punkte durch den Kleinen Energiekreislauf als Lichtband wahrgenommen. Qi wird durch Üben mit der Vorstellungskraft geleitet und vermehrt.

Den Affengeist zähmen

Wundern Sie sich nicht, wenn Sie am Anfang öfter durch viele Gedanken gestört sind. Dies ist ganz normal. Im tibetischen Kulturkreis nennt man das „den Affengeist zähmen".
Eine andere Anfangsschwierigkeit ist die Müdigkeit, d.h. es ist möglich, dass Sie einschlafen. Bitte ärgern Sie sich nicht, bei langem, intensivem Üben wird Ihre Willenskraft sowie auch Ihre Konzentration und auch der Qi-Fluss vermehrt und gestärkt. Ein kleiner Tipp aus dem tibetischen Buddhismus: Bei Unruhe und vielen störenden Gedanken üben Sie mit geschlossenen Augen. Bei Einschlafgefahr öffnen Sie die Augen und richten die Augäpfel nach oben.
Wie bei jeder neuen Übung ist vor Beginn ein starkes Bemühen um den Qi-Gong-Zustand erforderlich, d.h. Stille, Ruhe, Gelassenheit und Heiterkeit. Um die Leichtigkeit beim Qi-Gong-Üben zu erhalten, lächeln Sie mindestens sieben Mal am Tag. Denn durch das Lächeln wird das Qi in den Energiebahnen leichter zum Fließen gebracht, die vorhandenen Energieblockaden werden durchlässig und aufgelöst.
Das Qi muss dem Übenden gehorchen. Der Kleine Energiekreislauf reichert uns mit Qi an, deshalb ist es am besten, man übt morgens. Wenn man vor dem Schlafengehen übt, können sensible Menschen unter Schlafstörungen leiden. In meiner langjährigen Praxis kenne ich jedoch auch viele, die den Kleinen Energiekreislauf vor dem Einschlafen praktizieren. Dabei ist zu beachten, dass dann die sieben Abschlussübungen komplett weggelassen werden.

Im Prinzip kann man den Kleinen Energiekreislauf überall durchführen, in der U-Bahn, auf dem Fahrrad, im Auto, im Flugzeug etc. Sie sitzen aufrecht, heiter und gelöst: Sie entspannen das Obere Dan-Tien (Drittes Auge), lassen die Augenlider sinken (entspannt den gesamten Kopfbereich) und nehmen leicht die Mundwinkel nach oben (entspannt den gesamten Hals- und Brustbereich). Die Zunge liegt dabei am oberen Zahnrand (verbindet Yin- und Yang-Meridian, Du Mai und Ren Mai). Ihre Hauptaufmerksamkeit befindet sich jedoch im Unteren Dan-Tien.

Ruhe und Gelassenheit im Alltag

So können Sie jedes ungeduldige Warten auf den Zug, auf den Bus oder die Straßenbahn in Energiezuwachs transformieren und können allen Herausforderungen des Lebens mit Ruhe und Gelassenheit begegnen. Auch beim Radfahren ist ein guter Tipp, die Aufmerksamkeit ins Untere Dan-Tien zu lenken, um so den Qi-Gong-Zustand im Alltag einzuüben.

Meister Zhi Chang Li empfiehlt zum Beispiel, vor dem Fernsehen die Aufmerksamkeit in das Untere Dan-Tien zu lenken, den Qi-Gong-Zustand einzunehmen, um eventuell auftretende Schäden des Fernsehens damit zu verhindern.

Den Kleinen Energiekreislauf kann man auf einem Stuhl, im Schneidersitz, im Yogasitz, auf den Knien oder im Liegen durchführen. Meister Zhi Chang Li empfiehlt, aufrecht sitzend auf einem Stuhl zu beginnen, anlehnen ist anfangs durchaus erlaubt, da Heiterkeit, Ruhe und Gelassenheit die Voraussetzungen zu richtigem Üben sind. Nur durch In-sich-Ruhen und Stille kann man das Strömen der Energie wahrnehmen.

Der Qi-Gong-Zustand

Setzen Sie sich auf einen Stuhl, ganz entspannt, Sie können sich anfangs ruhig anlehnen, die Oberschenkel möglichst im Neunzig-Grad-Winkel zur Leiste, d.h. beide Fußsohlen müssen gut den Boden berühren. Wer mit den Füßen nicht auf den Boden kommt, sollte eine Decke unterlegen. Beide Füße parallel und hüftbreit auseinander stellen.

Beide Handflächen ruhen nach oben geöffnet auf der Mitte der Oberschenkel.

Die Zehen ergreifen dreimal den Boden. Damit wird die Sprudelnde Quelle (Yongquan-Punkt) geöffnet, die in Verbindung mit dem Nierenmeridian steht.

Dann richten Sie Ihre Aufmerksamkeit auf die Partie zwischen den beiden Augenbrauen, auf das Obere Dan-Tien. Versuchen Sie sich vorzustellen, wie sich ein Schleier immer wieder öffnet bzw. ein kühler Hauch über Ihre Stirn streicht.

Lassen Sie die Augenlider sinken (dadurch wird der gesamte Kopfbereich entspannt).

Ziehen Sie ganz leicht die Mundwinkel nach oben (dies entspannt den gesamten Brustbereich).

Das Gesicht trägt ein leichtes Lächeln. Dieses Lächeln breitet sich in Ihrem gesamten Körper aus, in allen Poren, allen Gelenken, allen Knochen, allen Muskeln, allen Organen.
Die Zunge liegt am oberen Zahnrand, je nach Qi-Kapazität kann sie jedoch auch in die Mittellage sinken oder nach unten.
Der Atem wird nicht beachtet, der Atemfluss sollte jedoch bei fast geschlossenem Mund langsam und ruhig durch die Nasenlöcher ein und aus zirkulieren.
Richten Sie nun Ihre Aufmerksamkeit auf die einzelnen Punkte und visualisieren Sie ihre Verbindung.

Die neun Punkte des Kleinen Energiekreislaufs

1. Das Untere Dan-Tien (Xia Dan-Tien)

Richten Sie Ihre Aufmerksamkeit auf das Untere Dan-Tien (siehe Seite 33), Ihren Hauptenergiespeicher im Unterbauch. Er ist auch die Mitte zwischen Himmel und Erde. Hier liegt Ihr ureigenstes Kraftreservoir mit Ihren ganz individuellen Anlagen.

2. Der Dammpunkt (Huiyin)

Der Dammpunkt liegt hinter den Genitalien, vor dem After. Er ist der Beginn der Achse des Zentralkanals, der zum Scheitelpunkt führt. Durch ihn ist man mit dem Yin der Erde verbunden. Auch über diesen Punkt sammelt man Energie in den unteren Speicher. Um den Dammpunkt besser wahrzunehmen, ziehen Sie mit dem Einatmen den After in Richtung Unteres Dan-Tien

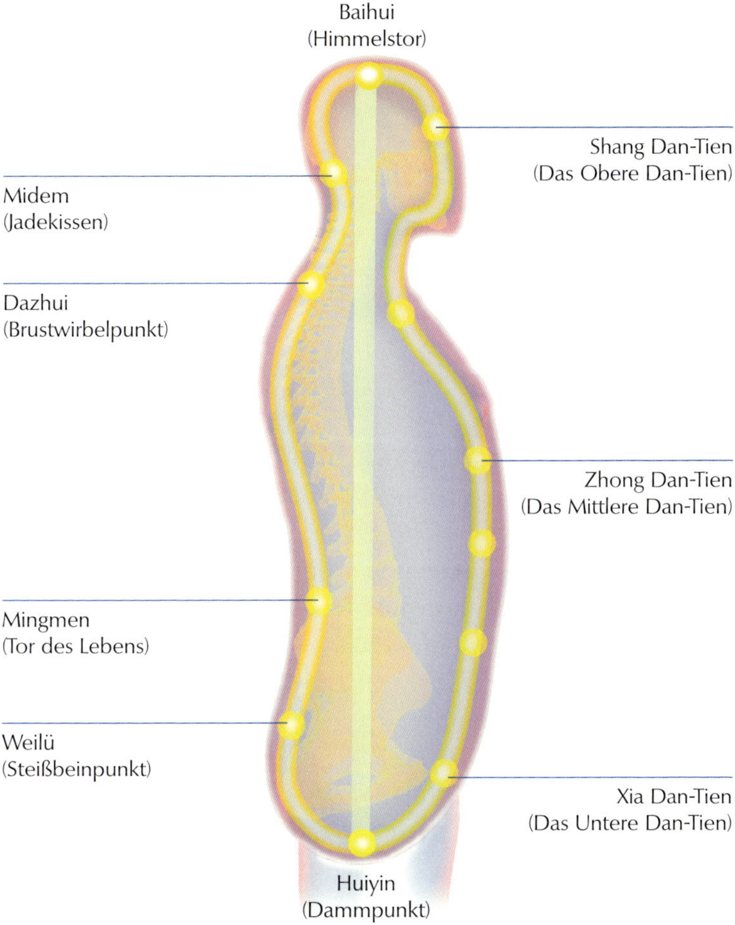
Baihui
(Himmelstor)
Shang Dan-Tien
(Das Obere Dan-Tien)
Midem
(Jadekissen)
Dazhui
(Brustwirbelpunkt)
Zhong Dan-Tien
(Das Mittlere Dan-Tien)
Mingmen
(Tor des Lebens)
Weilü
(Steißbeinpunkt)
Xia Dan-Tien
(Das Untere Dan-Tien)
Huiyin
(Dammpunkt)

an, bzw. heben Sie den After mit dem Einatmen an, halten etwas die Luft an und lassen beim Ausatmen wieder los.

3. Der Steißbeinpunkt (Weilü)

Er liegt unter der äußersten Spitze des Steißbeins und ist wichtig für das Feuer des Yang-Qi bei Männern und Frauen. Ist dieser Punkt nicht geöffnet, so leiden Frauen an Unterleibsbeschwerden und Männer an Impotenz und vorzeitigem Samenerguss.

4. Tor des Lebens (Mingmen)

Das Tor des Lebens liegt in der Gegend der Niere, genau dem Nabel gegenüber. Sein Name verdeutlicht schon seine Wichtigkeit.

5. Der Brustwirbelpunkt (Dazhui)

Er liegt zwischen dem ersten und zweiten Brustwirbel und verbindet zwei Energiekanäle. Ist diese Partie durchlässig, haben Sie auch entspannte Schultern.

6. Das Jadekissen (Midem)

Das Jadekissen, auch eiserne Pforte genannt, ist der Bereich der beiden Hinterhauptbeine am Hinterkopf. Seine Durchlässigkeit ist von immenser Bedeutung, um dem Altern entgegenzuwirken, das in der Halswirbelsäule beginnt.

7. Der Scheitelpunkt oder Himmelstor (Baihui)

Der Scheitelpunkt liegt auf der Kopfmitte. Er wird auch Himmelstor genannt, weil durch ihn das Yang des Himmels in den Menschen eintritt.

8. Das Obere Dan-Tien (Shang Dan-Tien)

Das Obere Dan-Tien befindet sich an der Nasenwurzel zwischen den Augenbrauen. Es ist der oberste Qi-Speicher und wird auch das Dritte Auge genannt. Intuition und geistige und übersinnliche Wahrnehmungen sind hier angelegt.

9. Das Mittlere Dan-Tien (Zhong Dan-Tien)

Das Mittlere Dan-Tien liegt auf Herzhöhe auf dem Brustbein und ist ebenso wie das Obere und Untere Dan-Tien ein Qi-Speicher. Es wird dem Gefühlsbereich zugeordnet.

Dann richten Sie Ihre Aufmerksamkeit wieder auf das Untere Dan-Tien und beginnen mit dem Visualisieren der neun Punkte von neuem (mindestens sechs Mal).

Wenn man den Kleinen Energiekreislauf bei starker Menstruation und in der Schwangerschaft (mit Erlaubnis des Arztes) übt, beginnt und endet der Kleine Energiekreislauf im Mittleren Dan-Tien.

Im Anschluss beginnen Sie mit dem Pressieren der acht Augenpunkte, die ab Seite 36 vorgestellt werden.

Nach mindestens drei Durchgängen des Pressierens geben Sie mit Mittel- und Zeigefinger (Pfeilhand) Qi auf die Augenpunkte ab, wie auf den Seiten 41 und 45 beschrieben.

Danach folgen die sieben Abschlussübungen.

Die acht Augenpunkte

In der Traditionellen Chinesischen Medizin ist dem Auge der Lebermeridian zugeordnet. Die Schlacken bzw. Gifte der Leber werden über die Augen ausgeschieden. Diese Verbindung von Lebermeridian und Augen mag Ihnen anfangs verwunderlich erscheinen, denken Sie jedoch an eine Person, die Gelbsucht hatte: Sie zeigt sich in den Augen.

Dem Auge ist der Lebermeridian zugeordnet

Während des Qi-Gong-Übens tränen öfters die Augen. Wundern Sie sich nicht, das bedeutet eine Selbstreinigung des Auges und ist somit ein sehr positives Zeichen für die Selbstheilungskraft Ihrer Augen.

Wie bereits erwähnt, gibt es acht Punkte um das Auge herum, die uns helfen, unsere Sehkraft zu verbessern. Diese acht Punkte kann man auf verschiedene Weise massieren (pressieren), um das Qi bei vermindertem Qi-Fluss zu vermehren und bei erhöhtem Qi-Fluss zu sedieren.

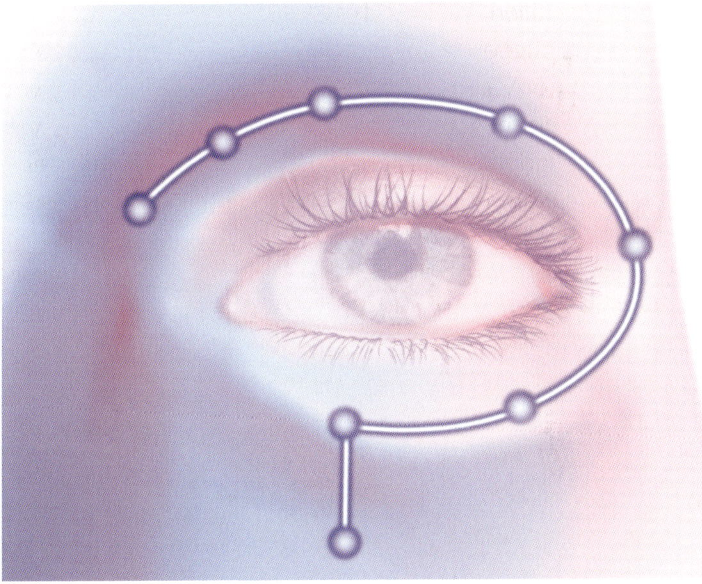

Das Pressieren der Augenpunkte

Es gibt drei verschiedene Arten, die Augenpunkte zu pressieren. Pressiert wird mit dem Zeige- oder Mittelfinger, wählen Sie den Finger, der Ihnen am vertrautesten ist (der Mittelfinger ist zu bevorzugen, da er in Verbindung mit dem Meister des Herzens steht und Sie so tiefer berührt werden).

1. Beginnen Sie sanft mit ausgestrecktem Finger und verstärken Sie den Druck.
2. Beginnen Sie sanft in kreisenden Bewegungen im Dreierrhythmus und verstärken Sie den Druck. Die Betonung beim Dreierrhythmus 1–2–3 liegt dabei auf der 1 (wie beim Walzer), die sanft gedrückt wird, 2 und 3 werden kräftiger gedrückt. Sie können im Uhrzeigersinn und gegen den Uhrzeigersinn pressieren – oder am besten beides.
3. Beginnen Sie stark in kreisenden Bewegungen im Dreierrhythmus und werden Sie sanfter.

Weitsichtigkeit

Die Weitsichtigkeit ist dadurch gekennzeichnet, dass der Augapfel zu kurz ist. Bei der Betrachtung eines Gegenstandes aus der Nähe gelingt es dem weitsichtigen Auge nicht, das Licht stark genug zu bündeln. So vermögen Weitsichtige Gegenstände aus der Ferne richtig zu erkennen, aus der Nähe jedoch nicht.

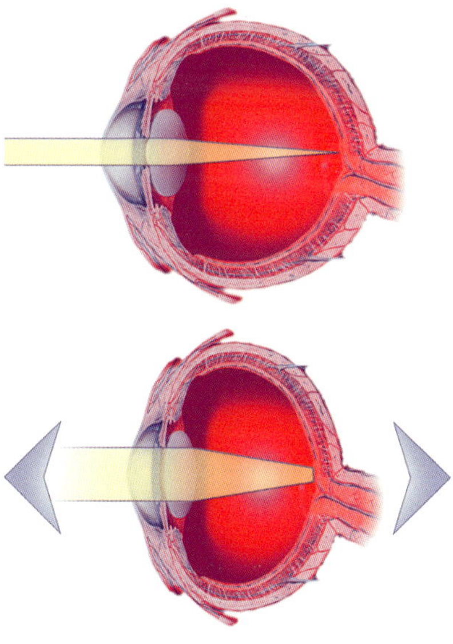

Pressieren

Setzen Sie sich aufrecht und entspannt hin.

Stützen Sie Ihre beiden Ellbogen auf die Oberschenkel (oder auf einen Tisch). Lassen Sie den Kopf entspannt auf Ihre gestreckten Finger sinken.

Pressieren Sie beide Augen gleichzeitig. Suchen Sie wie mit Laserfingern Ihre Punkte und pressieren Sie in dem Ihnen am angenehmsten Rhythmus.

Punkt 1: Er liegt an der Naseninnenwurzel (Blasenmeridian).

Punkt 2: Er liegt von Ihrer Pupille leicht nach schräg oben am Stirnbein (Blasenmeridian).

Punkt 3: Er liegt über der Mitte der Pupille auf dem Stirnbein (Gallenblasenmeridian).

Punkt 4: Er liegt auf der Außenseite zur Pupille auf dem Stirnbein (Dreifacherwärmer).

Punkt 5: Er liegt weit außen in den Augenwinkeln (Schläfe) (Gallenblasenmeridian).

Punkt 6: Er liegt schräg außen unterhalb der Pupille auf dem Jochbein.

Punkt 7: Er liegt unterhalb der Pupille in einer Linie zu Punkt drei auf dem Jochbein (Magenmeridian).

Punkt 8: Er liegt ca. einen Zentimeter unterhalb von Punkt 7.

Danach beginnen Sie wieder mit Punkt 1.

Pressieren Sie die acht Punkte mindestens drei Mal.

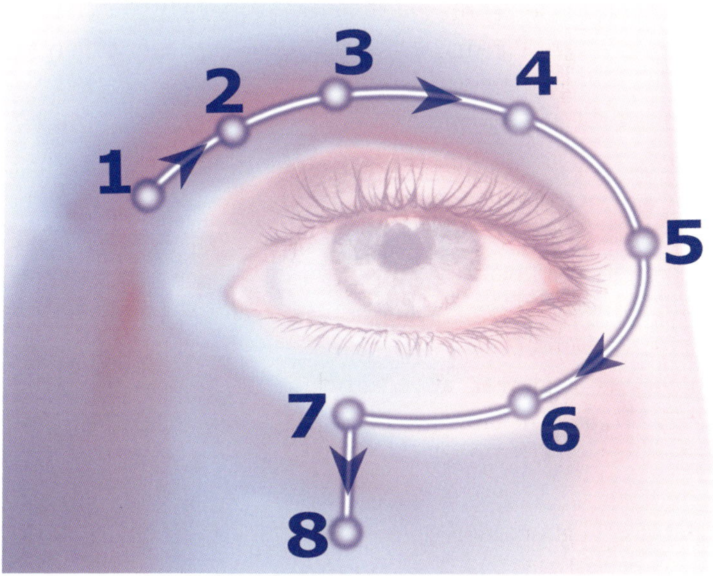
1
2
3
4
5
6
7
8

Qi abgeben

Nehmen Sie Ihren Daumen und legen Sie ihn auf die gebeugten Ringfinger und kleinen Finger. Strecken Sie Zeige- und Mittelfinger im Abstand von ca. zwei Zentimetern auf die acht Punkte. Stellen Sie sich vor, wie Sie Qi aus Ihrem Unteren Dan-Tien über die Ober- und Unterarme bis über die Fingerkuppen abgeben. Zusätzlich stellen Sie sich vor, wie Sie beim Einatmen Qi über alle Poren aufnehmen (Körperatmung).
Machen Sie auch dies mindestens drei Mal.

Augapfel verlängern

Halten Sie Ihre linke Hand schräg über dem rechten Auge und die rechte Hand am Hinterkopf unterhalb des Jadekissens. Versuchen Sie, die Verbindung Ihrer beiden Handinnenflächen (Lao-Gong-Punkte) zu spüren. Stellen Sie sich vor, Ihren Augapfel auseinander zu ziehen, zu verlängern.
Halten Sie Ihre rechte Hand schräg über dem linken Auge und die linke Hand am Hinterkopf unterhalb des Jadekissens. Versuchen Sie, die Verbindung Ihrer beiden Handinnenflächen zu spüren. Stellen Sie sich vor, Ihren Augapfel auseinander zu ziehen, zu verlängern.

Danach machen Sie die sieben Abschlussübungen (siehe Seite 47 ff.).

Kurzsichtigkeit

Die Kurzsichtigkeit ist dadurch gekennzeichnet, dass der Augapfel zu lang ist. Lichtstrahlen aus der Ferne werden nach Brechung durch Hornhaut und Linse vor der Netzhaut gebündelt. Kurzsichtig bedeutet, dass zwar nahe Gegenstände tadellos scharf gesehen werden, nicht aber entfernte.

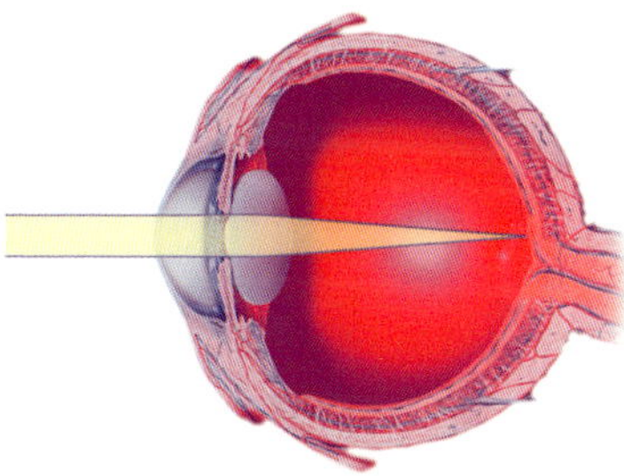

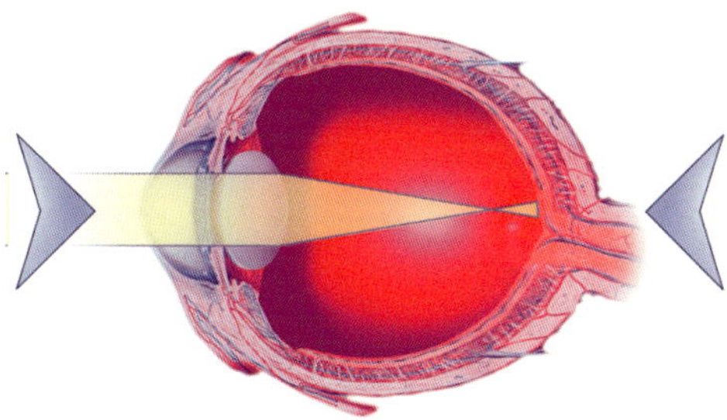

Pressieren

Setzen Sie sich aufrecht und entspannt hin.
Stützen Sie Ihre beiden Ellbogen auf die Oberschenkel (oder auf einen Tisch). Lassen Sie den Kopf entspannt auf Ihre gestreckten Finger sinken.
Pressieren Sie beide Augen gleichzeitig. Suchen Sie wie mit Laserfingern Ihre Punkte und pressieren Sie in dem Ihnen am angenehmsten Rhythmus.
Es werden die gleichen Punkte wie bei Weitsichtigkeit pressiert, allerdings in entgegengesetzter Reihenfolge.
Punkt 1: Er liegt an der Wangenmitte.
Punkt 2: Er liegt unter der Mitte der Pupille unterhalb Ihres Auges auf dem Jochbein (Magenmeridian).
Punkt 3: Er liegt schräg außen unterhalb der Pupille auf dem Jochbein.
Punkt 4: Er liegt weit außen in den Augenwinkeln (Schläfe) (Gallenblasenmeridian).
Punkt 5: Er liegt schräg außen am Stirnbein (Dreifacherwärmer).
Punkt 6: Er liegt oben in der Mitte der Pupille auf dem Stirnbein (Gallenblasenmeridian).
Punkt 7: Er liegt oben schräg zur Pupille.
Punkt 8: Er liegt an der Innenseite der Nasenwurzel (Blasenmeridian).
Danach beginnen Sie wieder mit Punkt 1.
Pressieren Sie die acht Punkte mindestens drei Mal.

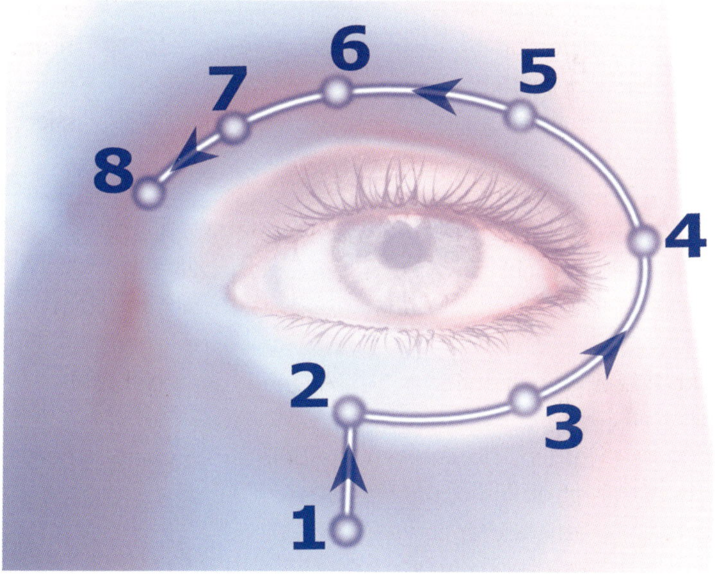
6
7
5
8
4
2
3
1

Qi abgeben

Nehmen Sie Ihren Daumen und legen Sie ihn auf die gebeugten Ringfinger und kleinen Finger. Strecken Sie Zeige- und Mittelfinger im Abstand von ca. zwei Zentimetern auf die acht Punkte. Stellen Sie sich vor, wie Sie Qi aus Ihrem Unteren Dan-Tien über die Ober- und Unterarme bis über die Fingerkuppen abgeben. Zusätzlich stellen Sie sich vor, wie Sie beim Einatmen Qi über alle Poren aufnehmen (Körperatmung).
Machen Sie auch dies mindestens drei Mal.

Augapfel verkürzen

Halten Sie Ihre linke Hand schräg über dem rechten Auge und die rechte Hand am Hinterkopf unterhalb des Jadekissens. Versuchen Sie, die Verbindung Ihrer beiden Handinnenflächen (Lao-Gong-Punkte) zu spüren. Stellen Sie sich vor, Ihren Augapfel zu komprimieren, d.h. zu verkürzen.
Halten Sie Ihre rechte Hand schräg über dem linken Auge und die linke Hand am Hinterkopf unterhalb des Jadekissens. Versuchen Sie, die Verbindung Ihrer beiden Handinnenflächen zu spüren. Stellen Sie sich vor, Ihren Augapfel zu komprimieren, d.h. zu verkürzen.

Danach machen Sie die sieben Abschlussübungen (siehe Seite 47 ff.).

Die sieben Abschlussübungen

Die Abschlussübungen aktivieren noch einmal alle Meridiane, weil sich während des Übens Qi in den Handflächen angesammelt hat. Deshalb werden direkt nach Üben des Kleinen Energiekreislaufs beim Augen-Qi-Gong beide Handflächen erst einmal mindestens zwei bis drei Minuten auf die Augenhöhlen gelegt. Am besten stützen Sie Ihre Ellbogen auf Ihre Oberschenkel und lassen Ihren Kopf entspannt in die geöffneten Handflächen sinken.
Verweilen Sie so lange wie möglich.

1. Hände reiben

Die Hände sanft reiben und feststellen, wie sich die Handinnenfläche nun anfühlt. Die Mittelfinger streichen ab und zu über den Handrücken hinaus, um Blockaden am Handgelenk zu verhindern.

2. Gesicht und Hals ausstreichen

Mit beiden Handflächen von oben nach unten über das Gesicht streichen, ruhig mit der Vorstellung, die Falten zu glätten, und den Hals nicht vergessen. Im Gesicht befinden sich auch sehr viele Meridian-Endpunkte, denen man so Qi zuführt.

3. Kopfhaut ausstreichen

Mit den Fingerkuppen vom Haaransatz über die Mitte des Kopfes nach hinten bis über das Jadekissen hinaus streichen, ebenso vom seitlichen Haaransatz über die Ohren nach hinten über das Jadekissen hinaus streichen. Auch hier enden Meridiane, denen so Qi zugeführt wird.

4. Kopf klopfen

Mit den Händen eine Art Körbchen bilden und die Daumen an die Zeigefinger anlegen. Mit diesen Körbchen den Kopf kräftig von oben über das Jadekissen hinaus klopfen. Die Erschütterung bewirkt ein weiteres Öffnen des „Himmeltors" (Scheitelpunkt), so kann weitere Yang-Energie des Himmels aufgenommen werden.

5. Ohren massieren

Mit den Fingerkuppen das gesamte Ohrläppchen massieren. Den oberen Rand des Ohrs, den mittleren Rand des Ohrs und das Ohrläppchen wiederholt kräftig massieren sowie auch die innere Ohrmuschel und die Ohrrückseite. In der Traditionellen Chinesischen Medizin wird es mit der Form des Fötus verglichen. Durch das Massieren werden alle Organpunkte mit Qi angereichert.

6. Halswirbel reiben

Den linken Arm heben und mit dem Zeige- und Mittelfinger kräftig zwischen dem erstem und zweitem Brustwirbel reiben. Der Ellbogen sollte möglichst weit nach außen und rückwärts gedehnt werden. Da der Alterungsprozess im Hals beginnt und diese Stelle meist schlecht durchblutet ist, empfiehlt es sich, vor dem Reiben den gesamten Hals- und Nackenbereich kräftig zu massieren, bis zum Jadekissen.

7. Der Kranich nimmt das Wasser auf

Das Kinn beschreibt ein vertikales Oval. Dieses Kreisen des Kopfes ist wie eine Wiederholung des Kleinen Energiekreislaufs. Befindet sich das Kinn dabei oben, verbinden wir uns mit dem Scheitelpunkt, befindet sich das Kinn unten, verbinden wir uns mit dem Dammpunkt.

Das Licht-Mantra

Zusätzlich zum Kleinen Energiekreislauf und den acht Augenpunkten empfiehlt Meister Zhi Chang Li das Licht-Mantra

OM MI TO FO

Es ist das Mantra von Buddha Amithaba, dem Buddha des Lichts. Es kann vor den Übungen und zum Abschluss ausgeführt werden und ist wie ein transparenter Schutz für den gesamten Übungsablauf.
Nehmen Sie den Qi-Gong-Stand ein. Die Füße stehen hüftbreit parallel auf dem Boden. Fußgelenke, Kniegelenke, Hüftgelenke sind dabei locker. Die Leisten öffnen, d.h. den unteren Beckenrand leicht nach vorn kippen oder die Wirbelsäule verlängern. Die Schultern sind genau über der Hüfte. Der Kopf ist gerade, der Nacken gestreckt, das Kinn in Richtung Wirbelsäule gebeugt, die Zunge liegt am oberen Zahnrand.

OM

Visualisieren Sie mit dem Klang OM weißes Licht und sprechen Sie ihn während der folgenden Bewegung: Heben Sie die Oberarme parallel neben dem Oberkörper bis in Schulterhöhe, die Hände hängen locker mit den Fingerspitzen zur Erde. Dann sprechen Sie den Laut

MI

Visualisieren Sie gelbes Licht. Dabei strecken Sie die Oberarme parallel in Schulterhöhe. Winkeln Sie die Hände ab, die Fingerspitzen zeigen zum Himmel. Und führen Sie Ihre Arme zur Seite, wie wenn Sie den Rand des Kosmos ausstreichen würden. Dann sprechen Sie den Laut

TO

Visualisieren Sie grünes Licht. Dabei drehen Sie die Handgelenke nach außen, die Handflächen zeigen nach oben, die Hände hängen locker nach unten. Bringen Sie dann beide Arme über Ihrem Kopf (Scheitelpunkt) zusammen. Dann sprechen Sie den Laut

FO

Visualisieren Sie weißes Licht. Dabei bringen Sie die Handflächen über dem Scheitelpunkt zusammen, als würden Sie eine Lotosblüte halten. Beide Daumen sind im Mittelgelenk nebeneinander nach innen gebeugt. Führen Sie beide Hände vor Ihrem Körper langsam bis über die Taille nach unten. Drehen Sie dabei Ihre Handgelenke nach unten, öffnen Sie beide Hände zur Seite und legen Sie sie dann über Ihrem Unteren Dan-Tien übereinander. Frauen rechte Hand am Unterbauch und linke darüber, Männer umgekehrt.

Tipps

Augen öffnen

Bei Ihrem morgendlichen Erwachen beachten Sie, dass Sie niemals Ihre Augen gleich auf scharfes Erkennen stellen (zum Beispiel durch den Blick auf den Wecker), sondern lassen Sie Ihren Blick ganz weich werden, als würden Sie über das weite Meer schauen. Kommen Sie ganz langsam in das konkrete Erkennen. Stellen Sie ganz langsam scharf.

Dies ist auch tagsüber immer wieder sehr heilsam, weil Ihre Augenmuskulatur so entspannt wird.

Qi-Gong-Zustand

Nehmen Sie sich, so oft Sie können, Zeit. Unterbrechen Sie Ihren Alltag in heiterer Gelassenheit. Richten Sie Ihre Aufmerksamkeit auf das Untere Dan-Tien und nehmen Sie den Qi-Gong-Zustand ein (siehe Seite 29 ff.). Dadurch wird der gesamte Körper entspannt.

Ins Grüne sehen

Schauen Sie mehrmals täglich ins Grüne. Grün wirkt sehr erholsam und entspannend auf Ihre Augen.

Spazieren gehen

Ihre Augen brauchen Licht. Deshalb ist es sehr empfehlenswert, am Tag eine Stunde spazieren zu gehen, um Ihre Augen mit genügend Licht zu versorgen.

Lichtdusche

Lassen Sie Sonnenlicht so oft wie möglich durch Ihre geschlossenen Augen in Ihren Körper eintreten.
Probieren Sie es dann auch mit geöffneten Augen.

Übungen mit dem Augapfel

Schließen Sie die Augen und fokussieren Sie mit Ihren Augen einen Punkt links oben, dann rechts oben, dann links unten, dann rechts unten.

Schließen Sie die Augen und kreisen Sie mit Ihren Augen im Uhrzeigersinn und dann gegen den Uhrzeigersinn.
Diese Übung können Sie auch im lauwarmen Wasser mit einer Augenbadewanne durchführen.

Schließen Sie die Augen und drehen Sie Ihren Augapfel nach hinten oben, als würden Sie Ihren Hinterkopf betrachten wollen, bzw. Ihre gesamte Wirbelsäule.

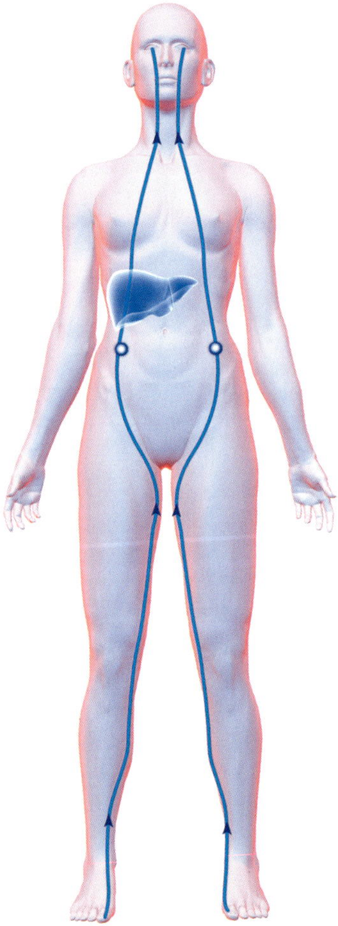

Der Lebermeridian

Der Leberlaut SHÜ

In der Chinesischen Medizin werden die Augen der Leber zugeordnet. Dort gibt es die Übungsfolge der Sechs Heilenden Laute, die durch Bewegung und Ton die jeweiligen Organe unterstützen und vitalisieren. Für die Leber ist dieser Laut SHÜ. Die Lippen werden leicht und breit geöffnet, die Mundwinkel nach hinten gezogen (als wäre ein Blatt Papier eingespannt), die Zunge ist flach, die Außenkante der Zunge leicht nach oben gewölbt und der Laut SHÜ wird mit dem Ausatmen gebildet.

Dabei stellen Sie sich vor, wie von den beiden großen Zehen, über die Innenseiten Ihrer Beine, Ihre Leisten Ihr verbrauchtes, krankes Qi nach oben fließt und über die Augen austritt.

Tränen dabei Ihre Augen, so ist dies ein Zeichen von Reinigung.

Entspannung für den Augapfel

Schauen Sie geradeaus. Stellen Sie sich Ihre Augen wie Murmeln vor, die in der Augenhöhle ruhen. Die Pupille liegt vorn – damit schauen Sie nach außen. Die Augen werden nicht bewegt. Konzentrieren Sie sich nun ein paar Atemzüge auf den obersten Punkt in Ihrem Blickfeld, dann auf den untersten, dann auf den Punkt links außen, dann auf den Punkt rechts außen. Achten Sie im Besonderen darauf, dass während der gesamten Übung die Augen ruhig bleiben.

Entspannung für den gesamten Körper

Legen Sie sich auf den Rücken ganz entspannt, lassen Sie die Fußspitzen leicht nach außen fallen, machen Sie, wenn möglich, kein Hohlkreuz und fühlen Sie Ihre Vollatmung. Legen Sie Ihre rechte Hand auf das Mittlere Dan-Tien und Ihre linke Hand auf das Untere Dan-Tien. Entspannen Sie die unteren Rippenbögen. Lassen Sie ganz langsam die Luft durch Ihre Nasenlöcher ein- und ausströmen. Stellen Sie sich die Luft als weißgelbes Licht vor. Spüren Sie, wie sich langsam die Atemdruckwelle vom Unteren Dan-Tien nach oben ausweitet und beim Ausatmen wieder senkt. Zählen Sie Ihre Atemzüge bis einundzwanzig und dann rückwärts bis eins.

Inka Jochum unterrichtet seit über dreißig Jahren Atemtherapie, Autogenes Training, Yoga und Tai Chi. Sie war über dreißig Jahre Dozentin an der Staatlichen Gymnastiklehrerschule Kleine Nestler und gibt regelmäßig Kurse an der Volkshochschule und in anderen Kursräumen. Sie veranstaltet Energietage, Wochenendkurse und bietet Seminare an Kraftplätzen auf Kreta, in Marokko, Indien, Ladakh und Tibet an. 1984 gründete Inka Jochum die DANA e.V., die Gesellschaft zur Erhaltung tibetischer Kultur und Medizin (www.dana-ev.de).

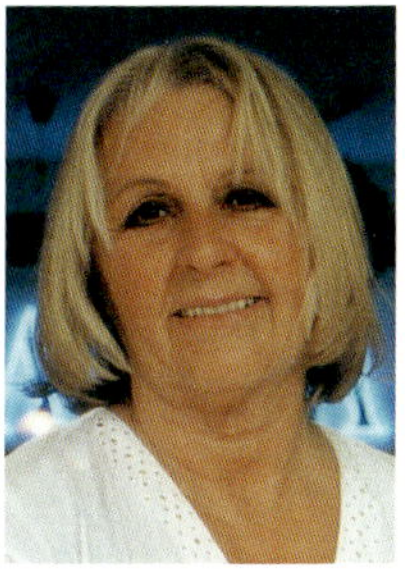

*Inka Jochum, Pschorrstraße 21, 82319 Feldafing,
Telefon und Fax: 0049-8157-998099, Mobil: 0172-5456222,
www.inka-jochum.de, E-Mail: info@inka-jochum.de*

*Meister Zhi Chang Li ist erreichbar unter:
Qi-Gong-Zentrum München, Karl-Marx-Ring 41,
81735 München, Telefon: 089/69341002.*
Er gibt Seminare und bildet Qi-Gong-Lehrer in Europa aus. In seinem Zentrum können Sie auch eine CD oder Kassette erwerben, die beim Üben des Kleinen Energiekreislaufs äußerst hilfreich ist.

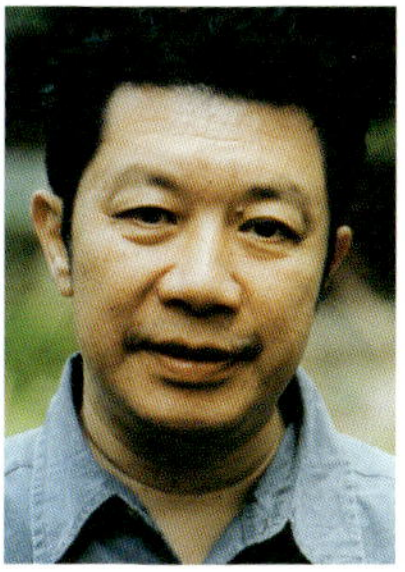

Kompetente *Ratgeber* **Praktische** *Hilfe*

Ausführliche Informationen zu unseren Ratgebern und Autoren finden Sie im Internet unter www.nymphenburger-verlag.de

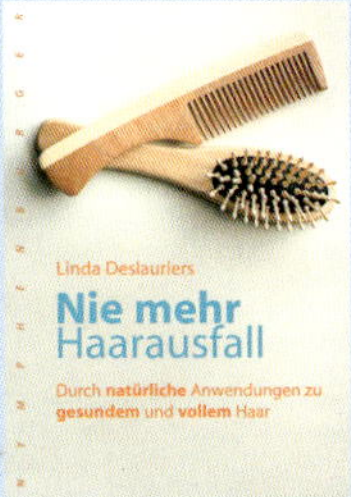

ISBN 978-3-485-01123-5
64 Seiten, farb. Abb

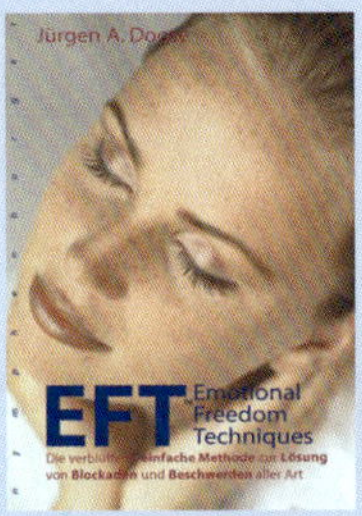

ISBN 978-3-485-01017-7
64 Seiten, farb. Abb.

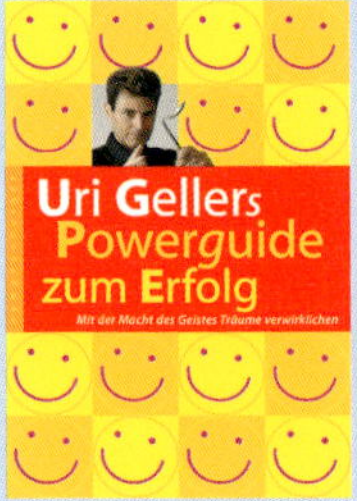

ISBN 978-3-485-01108-2
64 Seiten, farb. Abb

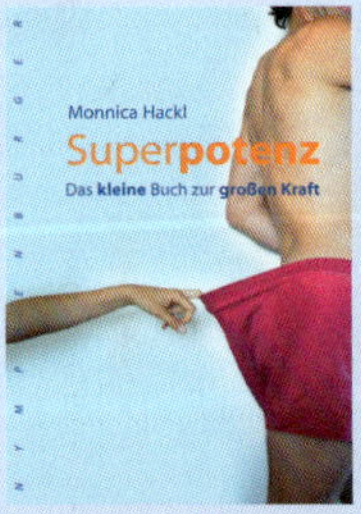

ISBN 978-3-485-01110-5
64 Seiten, farb. Abb

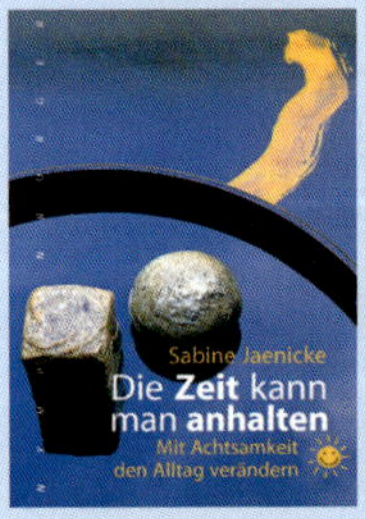

ISBN 978-3-485-00880-8
112 Seiten, farb. Abb

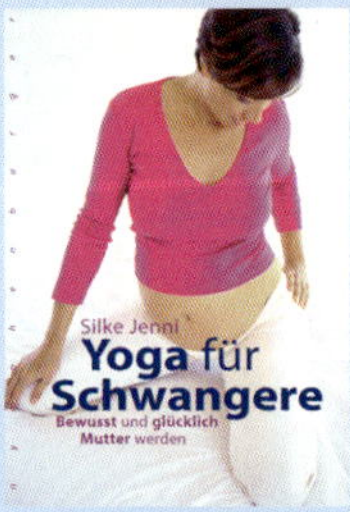

ISBN 978-3-485-01032-0
64 Seiten, farb. Abb

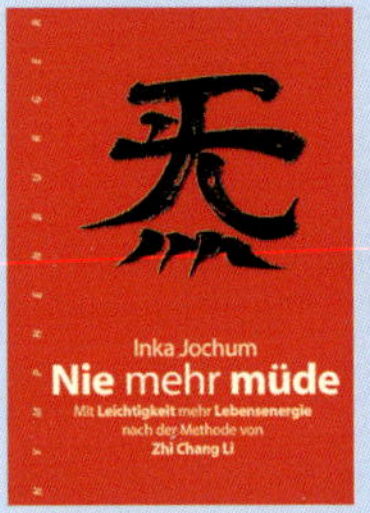

ISBN 978-3-485-00896-9
64 Seiten, farb. Abb

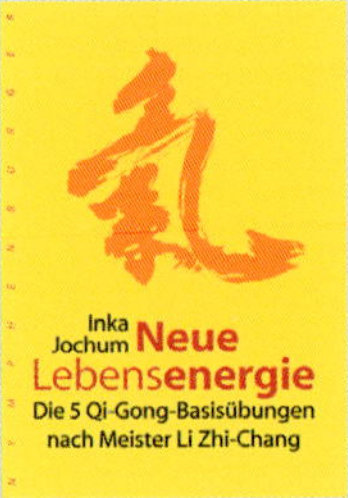

ISBN 978-3-485-01048-1
64 Seiten, farb. Abb

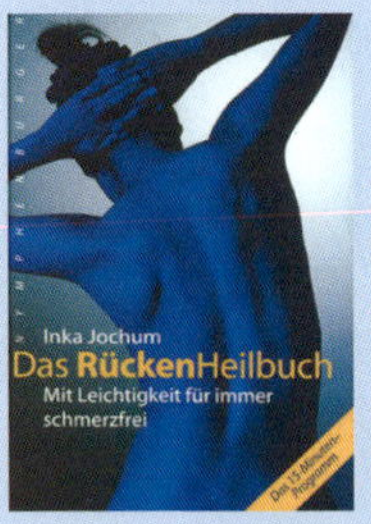

ISBN 978-3-485-00857-0
64 Seiten, farb. Abb